Endoscopic Atlas of Pediatric Otolaryngology

小儿耳鼻咽喉内镜图谱

主编 Jeffrey Cheng　John P. Bent

主译 杨弋

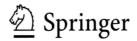

Springer

SPM 南方出版传媒

广东科技出版社 | 全国优秀出版社

· 广 州 ·

图书在版编目（CIP）数据

小儿耳鼻咽喉内镜图谱 /（美）杰弗里·陈（Jeffrey Cheng），（美）约翰·本特（John P. Bent）主编；杨弋主译 . —广州：广东科技出版社，2020.3
ISBN 978-7-5359-7388-7

Ⅰ . ①小… Ⅱ . ①杰… ②约… ③杨… Ⅲ . ①小儿疾病—耳鼻咽喉病—内窥镜检—图谱 Ⅳ . ① R726.504-64

中国版本图书馆 CIP 数据核字（2020）第 013144 号

Translation from the English language edition:
Endoscopic Atlas of Pediatric Otolaryngology
edited by Jeffrey Cheng and John P. Bent
Copyright © Springer International Publishing Switzerland 2016
This Springer imprint is published by Springer Nature
The registered company is Springer International Publishing AG
All Rights Reserved
广东省版权局著作权合同登记
图字：19-2017-128

出 版 人：朱文清
责任编辑：黎青青
封面设计：林少娟
责任校对：杨崚松
责任印制：彭海波
出版发行：广东科技出版社
　　　　（广州市环市东路水荫路 11 号　邮政编码：510075）
销售热线：020-37592148/37607413
http: //www.gdstp.com.cn
E-mail：gdkjzbb@ gdstp.com.cn（编务室）
经　　销：广东新华发行集团股份有限公司
排　　版：创溢文化
印　　刷：佛山市华禹彩印有限公司
　　　　（佛山市南海区狮山镇罗村联和工业区西二区三路1号之一　邮政编码：528225）
规　　格：787mm×1 092mm　1/16　印张 4.25　字数 85 千
版　　次：2020 年 3 月第 1 版
　　　　2020 年 3 月第 1 次印刷
定　　价：68.00 元

如发现因印装质量问题影响阅读，请与广东科技出版社印制室联系调换（电话：020-37607272）。

写这本书的想法来自两点。首先，长期以来许多父母或家属都希望我能告诉他们关于患儿疾病的解剖细节。尽管没有艺术天赋和绘画才能，我发现用图片或照片向家属展示患儿的病变和解剖细节，对我们的讨论和临床决策仍非常有价值。其次，能够提供影像的光学内镜在头颈部疾病的诊断与治疗中有了广泛应用。光学内镜可以提供照明、放大，帮助观察肉眼无法触及的区域，在视野及视距限制上甚至优于显微镜，可以让我们清楚地观察到肉眼观察不到的区域。

这本图谱并没有包括所有的儿科耳鼻咽喉疾病，我们提供了常见疾病的影像资料，附上对疾病的简单说明和介绍，希望能对患儿父母、家庭、监护人、医学生、研究人员、卫生工作人员有所帮助。本书的绝大部分图片来源于光学内镜。在未来，随着图像捕获技术的不断发展，还会有更多的图片。本书涉及头颈部各个解剖区域，包括耳、鼻、喉/口腔、气道/上呼吸消化道。希望本书不仅能对关注儿童的耳鼻喉科医生提供帮助，还能对儿科医生及语言病理学家、护士、内科医生和听力学家有所帮助。我们希望这仅仅是图像收集的开始，我们会不断地增加和改进。

New Hyde Park, NY, USA   Jeffrey Cheng

Bronx,NY,USA   John P.Bent

投稿人简介 Contributors

Jeffrey Cheng，医学博士，美国儿科学会会员，耳鼻咽喉头颈外科副教授。就职于美国科恩儿童医疗中心（Cohen Children's Medical Center）小儿耳鼻咽喉科学系，霍夫斯特拉医学院（Hofstra North Shore – LIJ School of Medicine）。位于美国纽约州新海德公园。

Nathan Gonik，医学博士，卫生服务管理学硕士。就职于韦恩州立大学医学院，密歇根州儿童医院耳鼻咽喉科。位于美国密歇根州底特律。

Bianca Siegel，医学博士。就职于美国韦恩州立大学医学院，密歇根州儿童医院耳鼻咽喉科。位于美国密歇根州底特律。

Lee P. Smith，医学博士。就职于美国科恩儿童医疗中心（Cohen Children's Medical Center）小儿耳鼻咽喉科学系，霍夫斯特拉诺斯韦尔医学院（Hofstra Northwell School of Medicine）。位于美国纽约州新海德公园。

Elena B. Willis Woodson，医学博士。就职于美国俄克拉荷马州立大学耳鼻咽喉和听力医学系。位于美国俄克拉何马州俄克拉何马城。

致 谢　Acknowledgements

感谢所有给我灵感的导师、老师和同事。特别感谢我的患者和家人，因为他们才是我们最伟大的老师。

Jeffrey Cheng

本书的成功出版，要归于 Jeffrey Cheng 的领导、倡议和远见。本书为诸多的父母和抚养人提供了很好的教育和参考，更大的作用在于为未来工作的改进与提高提供了很好的样本与探索。

John P. Bent

译者简介　　　Translator

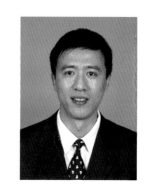

　　杨弋，医学博士、主任医师。

　　现任北京医院、国家老年医学中心耳鼻咽喉科副主任，北京医学会耳鼻咽喉头颈外科分会委员，中国老年保健医学研究会耳鼻咽喉分会常委，中国人体健康科技促进会鼻科专业委员会常委。兼任多家杂志编委，在国内外杂志发表文章 20 余篇，并担任多本著作、教材的主编、编委。主持、参与多项国家自然科学基金、首都医学发展科研基金等科研项目。

　　学术研究方向为慢性鼻窦炎、变应性鼻炎等炎症性鼻病的基础与临床，致力于鼻内镜、功能性鼻整形等临床研究。

目 录 Contents

第二章　鼻腔与鼻咽

第三章　口腔与口咽

第四章　气道与上呼吸消化道

第一章　外耳与中耳

一、外耳

外耳包括耳郭与外耳道，其功能是收集声波并将其传递至鼓膜使鼓膜振动。耳郭在胚胎学上来源于 His 丘，在胚胎发育过程中任何异常都可能导致耳郭的先天畸形。外耳道来源于第一咽裂，发育中的异常可能引起外耳道狭窄或闭锁。这些先天畸形在出生时即可发现，而且通常伴有其他畸形或综合征[1]。

外耳的检查集中在耳郭与外耳道。耳郭的检查内容包括其对称性及其他一些畸形，如：小耳、耳前赘生物、耳前瘘管等。另外应该注意位于外耳的任何异常突起、双耳的不对称。尽管外耳的检查非常重要，但这部分并不是本书所提的内镜检查范畴。外耳道的检查要注意是否有耵聍或异物，此时光学内镜（以下简称"内镜"）检查会更有优势。检查时注意外耳道有无肿块和损伤、皮肤是否完整、有无分泌物溢出。外耳道的任何损伤或畸形都可能造成听力损失。

二、外耳道

1. 正常解剖

外耳道是连接外耳与中耳的通道，方向朝向前下，外 1/3 为软骨部，内 2/3 为骨部。通常外耳道内都有耵聍，以湿润、清洁外耳道。图 1.1 显示正常外耳道（右耳）。

2. 耵聍栓塞

外耳道内过多的耵聍会引起耵聍栓塞（图 1.2）。耵聍栓塞可引起患儿不适以及传导性听力下降，还可能会阻挡对鼓膜的观察，可以通过耵聍液浸泡后冲洗或手动清理。

3. 异物

外耳道异物发生在儿童身上很常见。常见的异物包括一些有机物质，如植物、蔬菜、昆虫；或是一些无机物，如塑料片、

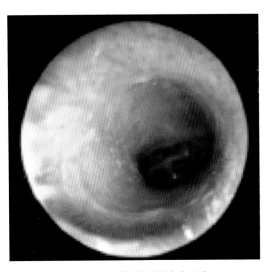

图 1.1　正常外耳道（右耳）

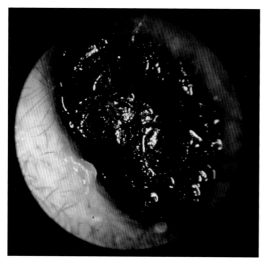

图 1.2 耵聍栓塞 [图片来源于哈瓦克图书馆（ hawkelibrary. com)]

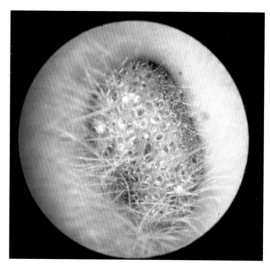

图 1.3 外耳道内的海绵 [图片来源于哈瓦克图书馆（ hawkelibrary. com)]

珠子、海绵等（图 1.3）[2]。取外耳道异物需要在医院利用冲洗或者吸引的方法，有些异物甚至需要使用钳子等器械扩张外耳道方能取出[3]。异物取出以后，一定要仔细检查外耳道是否有擦伤，是否能观察到鼓膜的全貌。

4. 外耳道炎

外耳道炎通常又被称为游泳者耳病（ Swimmer's ear），是指外耳道广泛的炎症，可以蔓延到耳郭和鼓膜[4]。通常可以看到外耳道有大量炎性渗出及外耳道明显水肿（图 1.4）。引起急性外耳道炎最常见的致病菌为铜绿假单胞菌、金黄色葡萄球菌，多发于游泳运动员的耳朵。外耳道潮湿、局部创伤及外耳道阻塞是最常见的易感因素[5]。急性外耳道炎最典型的症状表现为耳堵、耳痛；查体可以有耳屏的压痛，外耳道水肿及外耳道溢液。急性外耳道炎的鉴别诊断包括外耳道滞留的异物及外耳道

真菌病，详细而完整的检查可鉴别。

5. 外耳道真菌病

外耳道真菌病是发生于外耳道皮肤表面的真菌感染，典型的临床表现包括外耳道疼痛与瘙痒，检查的表现与外耳道炎相似。两者的鉴别诊断非常重要，尤其是对

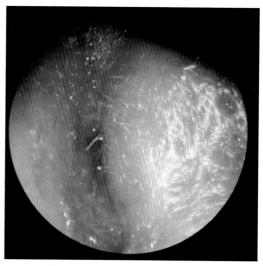

图 1.4 外耳道炎合并外耳道水肿 [图片来源于哈瓦克图书馆（ hawkelibrary. com)]

抗感染无效的外耳道炎患者更为重要。外耳道检查表现包括外耳道触痛、伴脓性分泌物，最重要的是可以看见有白色的真菌菌丝，这是确诊的重要证据（图1.5）[4]。最多见的致病菌是假丝酵母属和曲霉菌[6]。而外耳道潮湿、耵聍栓塞、局部创伤、局部过度使用抗生素和类固醇激素都是外耳道真菌感染的常见诱因[7]。

6. 骨瘤

外耳道骨瘤是很少见的良性肿瘤，多数为偶然发现，除非肿瘤增大，完全阻塞外耳道。患者一般没有症状，典型的病变通常是单侧、单发，病因不清[8]。查体可以见到肿块阻塞部分外耳道，影像学检查可确诊（图1.6）。

7. 外生性骨疣

外耳道的外生性骨疣是一类与外耳道骨瘤完全不同的骨性增生疾病，几乎只见于冲浪爱好者。不同于外耳道骨瘤，典型的外耳道骨疣是双侧、多发（图1.7）。骨疣一般也没有任何症状，除非肿瘤增长很大，可能引起外耳道阻塞症状。对于有症状的骨疣，外科手术是重要的治疗方法[9]。目前认为外生性骨疣多是继发于长期外耳道内反复的冷水浸泡，因此多见于冲浪者，又称为冲浪者耳病（Surfer's ears）。使用耳塞、潜水服防护可以帮助预防该病[10]。

8. 炎性息肉

在外耳道形成的息肉样组织可以由多种原因引起，但从本质上来说都是炎症组织（图1.8）。对于儿童必须考虑以下几种病因：继发于外耳道异物、鼓膜置管后等。胆脂瘤是最常见的原因，但也要考虑其他良恶性肿瘤[11]，比如尽管横纹肌肉瘤很少见，但是也有文献报道，需要鉴别诊断[12]。

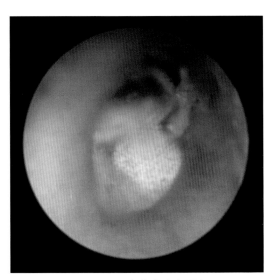

图1.5　耳真菌病（左耳）

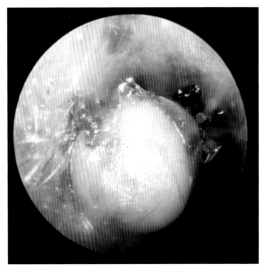

图1.6　外耳道骨瘤

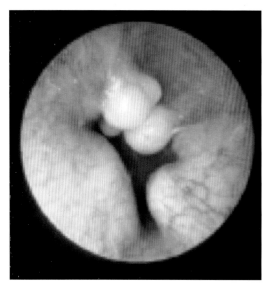

图 1.7　外耳道骨疣

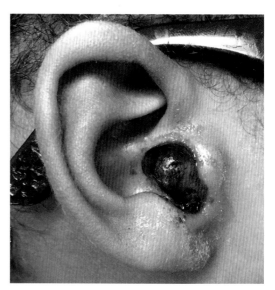

图 1.8　外耳道息肉

三、鼓膜

鼓膜与听骨链（锤骨、砧骨、镫骨）在中耳阻抗匹配过程中是作为一个整体运动，将声波从气体中传导到液体介质的内耳和膜迷路[13-14]。保持正常的听力需要完整可活动的鼓膜、活动的听骨链，同时还必须保证中耳腔为一通风良好的含气空腔。因此咽鼓管的成熟程度与功能也是中耳保持正常生理功能的重要因素。大多数影响患儿的鼓膜和中耳的病变都是由于咽鼓管生理功能异常所引起的。

1. 正常解剖

正常的鼓膜组织包括三层：外侧鳞状上皮层、中间为纤维层、内侧为内皮/黏膜层。图 1.9 为通风良好的正常的左、右耳鼓膜，鼓膜分为紧张部和松弛部两个部分[15]，其中紧张部占据鼓膜的大部，松弛部更容易受到咽鼓管功能不良的影响[16]。

2. 压力平衡管（鼓膜通风管）

在美国，放置鼓膜通风管是最常见的儿科外科手术，手术适应证包括慢性分泌性中耳炎和复发性急性中耳炎[17]。图 1.10即显示鼓膜通风管。患者有可能会对通风管产生排异反应，在管内或周围形成肉芽组织（图 1.11）。鼓膜通风管有各种形状和尺寸，最常见的形状类似于索环状。如果需要长期置管，可使用 T 形管。通风管可以由各种材料制成，但最常见的还是塑料，如：硅树脂、四氟乙烯；或金属，如：钛、不锈钢。

3. 鼓室硬化

既往的炎症、感染或医源性损伤等原因（比如鼓膜置管术或创伤）会导致鼓膜纤维层的纤维化和瘢痕形成。一般来说，这种改变的临床后果并不会太严重，但是耳内镜检查时应注意这种改变（图 1.12）。

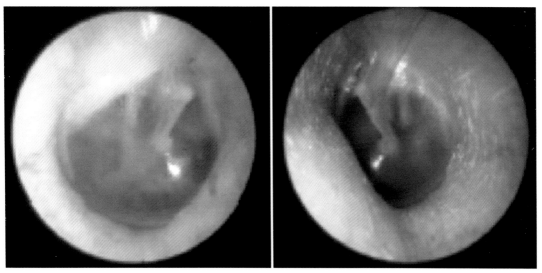

图 1.9 正常的左、右耳鼓膜像（图片由医学博士 Gerald Zahtz 提供）

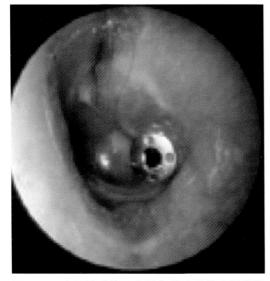

图 1.10 左耳鼓膜的压力平衡管（图片由医学博士 Gerald Zahtz 提供）

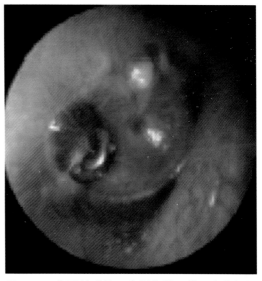

图 1.11 右耳鼓膜的压力平衡管，管周肉芽组织形成（图片由医学博士 Gerald Zahtz 提供）

4. 大疱性鼓膜炎

大疱性鼓膜炎的临床表现类似于急性中耳炎，但是仔细检查可以帮助鉴别。其与急性中耳炎的区别在于鼓膜表面有囊泡形成（图 1.13），炎症局限于鼓膜及临近的外耳道区域。一般认为病毒感染是其常见的病因，肺炎支原体致病很少见[18]。治疗类似于急性中耳炎。

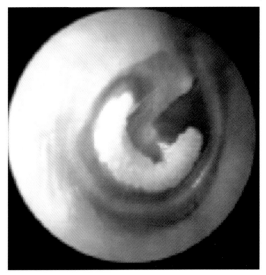

图 1.12　右耳鼓室硬化（图片由医学博士 Gerald Zahtz 提供）

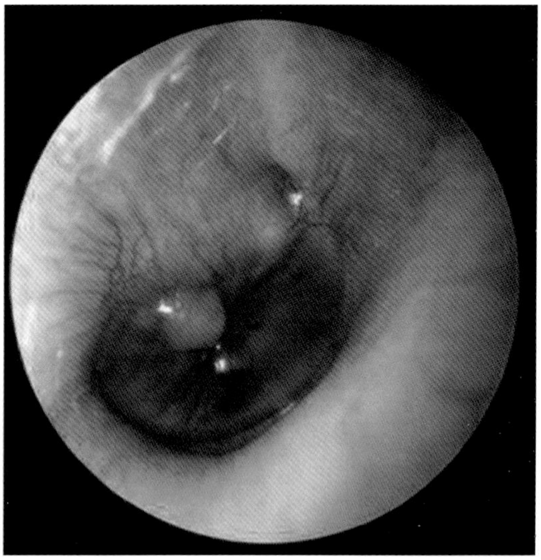

图 1.13　左耳大疱性鼓膜炎（图片由医学博士 Gerald Zahtz 提供）

5. 鼓膜穿孔

鼓膜穿孔在儿童很常见（图 1.14）。造成穿孔的原因很多，比如鼓膜切开置管后可以遗留穿孔[19-20]；急慢性中耳炎、头部钝挫伤和爆裂伤也可以引起穿孔[21]。一般小穿孔不会引起明显的听力损失和症状，但大一些的穿孔可以影响听力。治疗包括鼓膜修补手术，对小穿孔可以行鼓膜成形术，大穿孔行内、外移植法的鼓室成形术。

6. 鼓膜内陷

鼓膜内陷在儿童中非常常见，通常与咽鼓管功能不良、中耳腔负压相关。该病是指鼓膜向内侧移位突向鼓岬，Sade 在 1976 年根据严重性的不同将其分类[22]，第 1 级指鼓膜轻度收缩内陷，第 2 级指鼓膜内陷触及砧骨和镫骨，第 3 级指鼓膜接触到鼓岬但没有粘连（图 1.15），第 4 级指

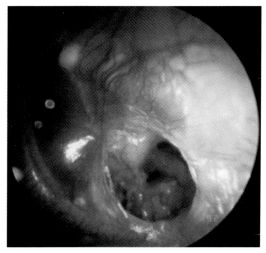

图 1.14　左耳鼓膜穿孔（图片由医学博士 Gerald Zahtz 提供）

鼓膜与鼓岬粘连，也就是通常所说的粘连性中耳炎（图 1.16）。

7. 鼓室胆脂瘤

由于前期的鼓室成形术和鼓膜置管术，鳞状上皮可能内陷并发展成为医源性的鼓

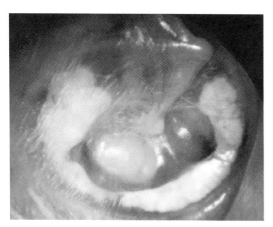

图 1.15　第 3 级右耳鼓膜内陷（图片由医学博士 Gerald Zahtz 提供）

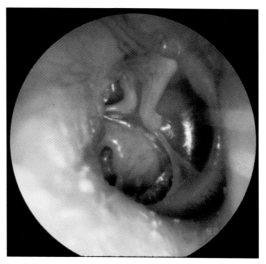

图 1.16　第 4 级右耳鼓膜内陷，粘连性中耳炎（图片由医学博士 Gerald Zahtz 提供）

室内胆脂瘤（图 1.17）。检查时可以表现为鼓膜表面的角化珠[23]。

四、中耳

中耳是位于鼓膜与卵圆窗、椭圆窗之间的含气空腔。中耳内有听小骨，是声音从外耳传到内耳的重要结构，因此中耳的病变可以导致听力下降。咽鼓管连接中耳腔与鼻咽部，对平衡中耳与外界的压力非常重要。咽鼓管功能障碍可能会导致各种中耳疾病。

1. 中耳积液

中耳渗出液可以是急性的，也可能是慢性的。渗出液性质可以是浆液性、黏液性或是化脓性，也可以是混合性。图 1.18 是右耳中耳的浆液性积液，浆液性积液可能会有气泡（图 1.19）。图 1.20 为化脓性中耳渗出液。图 1.21 为黏液性中耳积液。急性的渗出积液通常与中耳感染相关，比如急性中耳炎。但是慢性渗出液多与咽鼓

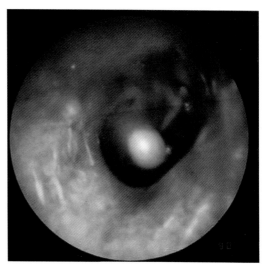

图 1.17　右耳鼓室内胆脂瘤（图片由医学博士 Gerald Zahtz 提供）

管功能不良有关。

2. 先天性胆脂瘤

先天性胆脂瘤是一种仅针对儿童的疾病诊断，患儿多无耳漏、鼓膜穿孔、耳科手术史等。检查中可见鼓膜紧张部和松弛

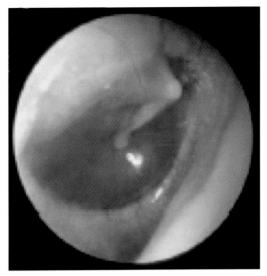

图 1.18 右耳中耳腔浆液性渗出（图片由医学博士 Gerald Zahtz 提供）

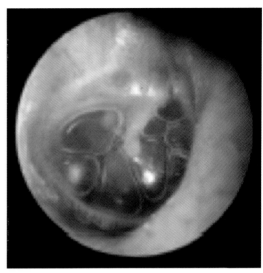

图 1.19 右耳中耳腔浆液性渗出伴气泡形成（图片由医学博士 Gerald Zahtz 提供）

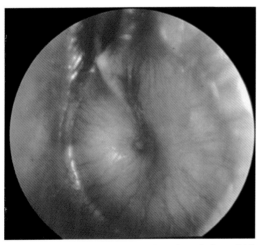

图 1.20 左耳中耳腔化脓性渗出（图片由医学博士 Gerald Zahtz 提供）

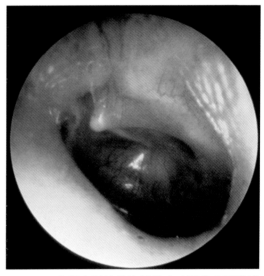

图 1.21 左耳中耳腔黏液性渗出（图片由医学博士 Gerald Zahtz 提供）

部均完整，透过鼓膜可以见到胆脂瘤表现为白色珍珠样肿物位于鼓室内[24]。图 1.22 为鼓室通风良好的中耳腔内的先天性胆脂瘤。

3. 后天性胆脂瘤

后天性胆脂瘤多发生于有中耳病史、鼓室成形术或鼓膜置管术病史的患者。与

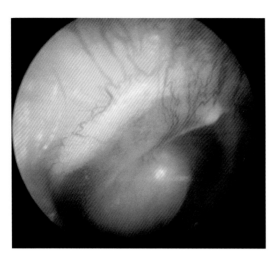

图 1.22　右耳先天性胆脂瘤（图片由医学博士 Gerald Zahtz 提供）

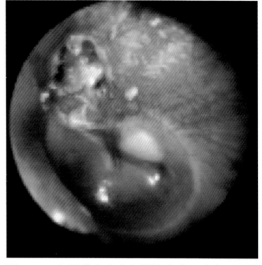

图 1.23　左耳鼓室上隐窝胆脂瘤（图片由医学博士 Gerald Zahtz 提供）

先天性胆脂瘤相比，鼓膜通常是不完整的，处理起来也更困难[25]。原发性后天性胆脂瘤多位于松弛部，有内陷囊袋形成，囊袋内多含有角蛋白，并不断扩大，与咽鼓管功能不良有关。内镜检查的典型表现为紧张部完整，松弛部可见一内陷的袋状物，底不可见（图 1.23）。

如果病变局限于上鼓室，又称为上鼓室胆脂瘤。继发性后天性胆脂瘤起源于鼓膜穿孔。由于鼓膜穿孔边缘有自我修复的倾向，鳞状上皮进入中耳腔。图 1.24 为继发于鼓膜穿孔的后天性胆脂瘤。尽管先天性与后天性胆脂瘤的成因不同，但它们的病程发展却非常相似[26]。

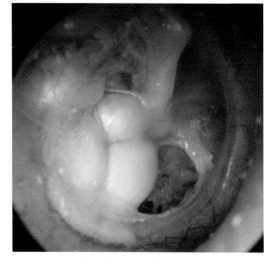

图 1.24　继发于右耳鼓膜穿孔的后天性胆脂瘤（图片由医学博士 Gerald Zahtz 提供）

（Bianca Siegel 著，杨弋 译）

↗ 参考文献

[1] KARMODY CS，ANNINO JR DJ. Embryology and anomalies of the external ear [J]. Facial Plast Surg，1995，11：251–256.

[2] PECORARI G，TAVORMINA P，RIVA G，et al. Ear，nose and throat foreignbodies：the experience of the Pediatric Hospital ofTurin [J]. J Paediatr Child Health，2014，50：978–984.

[3] BALBANI AP，SANCHEZ TG，BUTUGAN O，et al. Ear and nose foreign body removal in children

[J]. Int J Pediatr Otorhinolaryngol, 1998, 46: 37–42.

[4] SCHAEFER P, BAUGH RF. Acute otitis externa: an update [J]. Am Fam Physician, 2012, 86: 1055–1061.

[5] MCWILLIAMS CJ, SMITH CH, GOLDMAN RD. Acute otitis externa in children [J]. Can Fam Physician, 2012, 58: 1222–1224.

[6] PONTES ZB, SILVA AD, LIMA EDE O, et al. Otomycosis: a retrospective study [J]. Braz J Otorhinolaryngol, 2009, 75: 367–370.

[7] ANWAR K, GOHAR MS. Otomycosis: clinical features, predisposing factors and treatment implications [J]. Pak J Med Sci, 2014, 30: 564–567.

[8] CARBONE PN, NELSON BL. External auditory osteoma [J]. Head Neck Pathol, 2012, 6: 244–246.

[9] HEMPEL JM. Surgery for outer ear canal exostoses and osteomata: focusing on patient benefit and health–related quality of life [J]. Otol Neurotol, 2012, 33: 83–86.

[10] WANG C, WU Y. The relationship between the ear protective measures and the prevalence of external auditory canal exostoses [J]. Lin Chung Er Bi Yan Hou Tou Jing Wai Ke Za Zhi. 2014, 28: 1490–1491.

[11] XENELLIS J, MOUNTRICHA A, MARAGOUDAKIS P, et al. A histological examination in the cases of initial diagnosis as chronic otitis media with a polypoid mass in the external ear canal [J]. Auris Nasus Larynx, 2011, 38: 325–328.

[12] EKSAN MS, NOORIZAN Y, CHEW YK, et al. Rare embryonal rhabdomyosarcoma of external acoustic canal: a case report and literature review [J]. Am J Otolaryngol, 2014, 35: 814–815.

[13] FARMER–FEDOR BL, RABBITT RD. Acoustic intensity, impedance and refl ection coeffi cient in the human ear canal [J]. J Acoust Soc Am, 2002, 112: 600–620.

[14] WITHNELL RH, GOWDY LE. An analysis of the acoustic input impedance of the ear [J]. J Assoc Res Otolaryngol, 2013, 14: 611–622.

[15] LIM DJ. Structure and function of the tympanic membrane: a review [J]. Acta Otorhinolaryngol Belg, 1995, 49: 101–115.

[16] GAIHEDE M, LILDHOLDT T, LUNDING J. Sequelae of secretory otitis media: changes in middle ear biomechanics [J]. Acta Otolaryngol, 1997, 117: 382–389.

[17] SIEGEL B, CHI DH. Contemporary guidelines for tympanostomy tube placement [J]. Curr Treat Options Pediatr, 2015, 1: 234–241.

[18] CRAMER L, EMARA DM, GADRE AK. Mycoplasma an unlikely cause of bullous myringitis [J]. Ear Nose Throat J, 2012, 91: E30–31.

[19] O'NIEL MB, CASSIDY LD, LINK TR, et al. Tracking tympanostomy tube outcomes in pediatric patients with otitis media using an electronic database [J]. Int J Pediatr Otorhinolaryngol, 2015, 79: 1275–1278.

[20] ADKINS AP, FRIEDMAN EM. Surgical indications and outcomes of tympanostomy tube removal [J]. Int J Pediatr Otorhinolaryngol, 2005, 69: 1047–1051.

[21] QUINTANA DA, PARKER JR, JORDAN FB, et al. The spectrum of pediatric injuries after a bomb blast [J]. J Pediatr Surg, 1997, 32: 307–310.

[22] SADE J, BERCO E. Atelectasis and secretory otitis media [J]. Ann Otol Rhinol Laryngol. 1976, 85 (2 Suppl 25 Pt 2): 66–72.

[23] ATMACA S, SECKIN E, KOYUNCU M. Tympanic membrane cholesteatoma: a rare fi nding [J]. Turk J Pediatr, 2010, 52: 309–311.

[24] KAZAHAYA K, POTSIC WP. Congenital cholesteatoma [J]. Curr Opin Otolaryngol Head Neck Surg, 2004, 12: 398–403.

[25] MORITA Y, YAMAMOTO Y, OSHIMA S, et al. Pediatric middle ear cholesteatoma: thecomparative study of congenital cholesteatoma and acquired cholesteatoma. Eur Arch Otorhinolaryngol. 2015 June 5. [Epub ahead of print].

[26] VIKRAM BK, UDAYASHANKAR SG, NASEERUDDIN K, et al. Complications in primary and secondary acquired cholesteatoma: a prospective comparative study of 62 ears [J]. Am J Otolaryngol, 2008, 29: 1–6.

第二章　鼻腔与鼻咽

一、鼻腔

鼻腔被位于中线的鼻中隔分为左右两个鼻腔（图 2.1），并在后端的鼻咽部相通。鼻中隔前部为软骨，后部由筛骨、腭骨和上颌骨组成。鼻腔表面覆盖呼吸道黏膜。鼻腔外侧壁由三个凸出的骨片及表面覆盖的高度富含血管的黏膜组成，分别称为上、中、下鼻甲。上、中、下鼻道位于上、中、下鼻甲的外下方。

鼻泪管起自泪囊窝，终于下鼻道外侧壁。额窦、上颌窦、前组筛窦开口位于中鼻道钩突的后方，后组筛窦与蝶窦开口于蝶筛隐窝。鼻腔上方与颅底相邻，侧上方与眶相邻[1-3]。

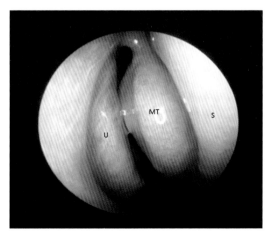

图 2.1　正常鼻腔（MT- 中鼻甲，S- 鼻中隔，U- 钩突）

1.急性鼻窦炎

急性鼻窦炎的诊断很难与普通的急性上呼吸道感染相鉴别[4]。单纯的上呼吸道感染症状更轻，通常与全身性的病毒感染有关。而病毒性的上呼吸道感染最严重的症状包括发热和肌肉疼痛。即使合并有鼻腔脓性分泌物，这两个症状也应该在起病后 24~48 小时开始减轻。要诊断急性细菌感染性鼻窦炎，需要符合以下任意一条标准。

（1）鼻腔分泌物和 / 或白天咳嗽持续超过 10 天。

（2）鼻腔分泌物、白天咳嗽或发热在减轻后再次加重。

（3）对于持续性的症状，如严重的鼻腔分泌物及 39℃以上的高热持续 3 天以上，建议观察 10 天以上，很多患者可以自愈。对于症状严重或是有加重的患者建议使用抗生素治疗，常用阿莫西林加或不加克拉维酸钾。细菌培养不是必需的，但是对于经过治疗不好转的患者还是有必要进行细菌培养以指导进一步的治疗（图 2.2）。

2.慢性鼻窦炎

慢性鼻窦炎是指鼻腔、鼻窦炎症持续 12 周以上，其四个主要症状包括：黏脓

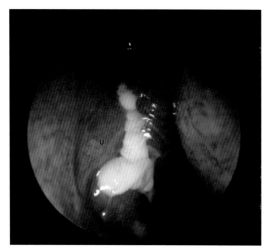

图2.2　急性细菌性鼻窦炎。中鼻甲（MT）和钩突（U）有炎症表现，中鼻道有脓性分泌物［图片来源于哈瓦克图书馆（hawkelibrary.com）］

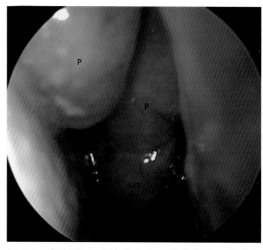

图2.3　慢性鼻窦炎伴鼻息肉。黏膜水肿及黏膜息肉样变阻塞鼻腔（MT– 中鼻甲，P– 鼻息肉）

性鼻涕、鼻塞、面部疼痛或压迫感及嗅觉减退[5]。通常诊断需要至少2个主要症状加上CT和鼻内镜检查证实存在黏膜炎症（图2.3）。慢性鼻窦炎可以进一步被分为慢性鼻窦炎伴鼻息肉和慢性鼻窦炎不伴鼻息肉及变应性真菌性鼻窦炎（AFS）。变应性真菌性鼻窦炎是以变应性黏蛋白存在为特征，分泌物中包含有嗜酸性粒细胞和真菌菌丝[6]。

部分鼻腔鼻窦息肉和难治性慢性鼻窦炎的患儿应考虑是否合并有囊性纤维化（CF）、纤毛运动障碍及免疫缺陷疾病。CF是常染色体隐性遗传疾病。相关的遗传缺陷基因命名为囊性纤维化跨膜传导调节因子（cystic fibrosis transmembrane regulator，CFTR），基因突变可导致氯化物和碳酸氢根离子的转运通道异常[7]。浓稠的分泌物与细菌定植阻碍黏液纤毛系统的清除功能，

从而导致几乎所有的CF患儿都罹患慢性鼻窦炎，其中80%的患儿患有鼻息肉（图2.4）。

慢性鼻窦炎的治疗包括内科和外科治疗，通常只有在最大化的内科治疗失败以后才考虑外科手术治疗。鼻腔盐水冲洗可以帮助清除炎症和堵塞鼻道的分泌物，鼻喷激素和口服抗组胺药物可以减轻局部炎症反应及黏膜水肿。对急性病毒感染不建议使用抗生素，但是对慢性鼻窦炎患者有大量证据支持抗生素的使用。在手术治疗以前需要足量规范使用抗生素，而且抗菌谱应涵盖革兰氏阳性和革兰氏阴性菌[8]。

小儿慢性鼻窦炎与成人慢性鼻窦炎的不同在于腺样体的处理。腺样体表面可以有细菌生物膜定植，而细菌生物膜很难被抗生素清除，是导致慢性感染的重要原因[9]。腺样体切除术是儿科手术中最常见

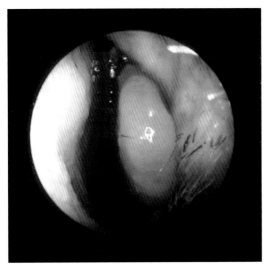

图2.4　囊性纤维化患者鼻腔息肉。广泛的鼻息肉到达鼻前庭，阻塞鼻腔通气引流［图片来源于哈瓦克图书馆（hawkelibrary.com）］

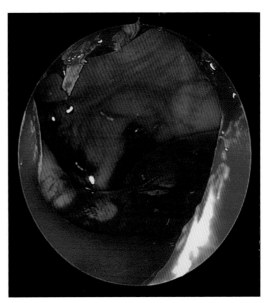

图2.5　上颌窦窦口开放术。内镜下通过开放的巨大窦口观察上颌窦窦内情况

的一种，而且手术时间很短。因此很多耳鼻喉科医生都会在鼻窦炎手术的同时进行腺样体切除手术[10]。对于内镜鼻窦手术，有些外科医生主张将鼻窦开口尽量扩大，这样可以将鼻窦的通气最大化（图2.5）。有的外科医生认为应该更多地使用诸如球囊扩张、部分钩突切除或是窦口开口小一些的鼻窦开放术，以此来减少手术对面中部骨质发育的影响[11-12]。

3. 变应性真菌性鼻窦炎

变应性真菌性鼻窦炎（AFRS）的诊断依据是黏膜炎症中的变应性黏蛋白内含有真菌菌丝。变应性黏蛋白是一种黏稠的黏液，含有真菌成分、坏死的炎细胞、嗜酸性粒细胞及Charcot-Leyden晶体。真菌的血清IgE升高对诊断非常重要，如果其升高提示鼻窦局部免疫力差，治疗起来更

为困难[13]。变应性真菌性鼻窦炎通常被认为是变应性支气管肺曲霉病在鼻窦的表现，因此患者会有许多特应性主诉，包括变态反应、哮喘及其他气道高反应性疾病。

鼻内镜下正常的解剖可能会被黏膜的息肉样变所改变。由于变应性黏蛋白的长期积聚，窦腔扩大，骨壁受压变薄（图2.6，图2.7，图2.8）。即使手术开放鼻窦以后，黏稠的黏蛋白也可能黏附在周围组织，增加手术难度，最终只能通过使用带或不带压力的装置冲洗方能去除。

治疗应该包括鼻腔冲洗和鼻喷糖皮质激素以改善鼻腔通气和去除炎症。对该病口服类固醇激素治疗是有效的，尤其是对急性发作和围手术期的患者。全身和局部使用抗真菌药物有很大的争议，但是目前还没有足够的证据支持或者否定其作用[14-15]。

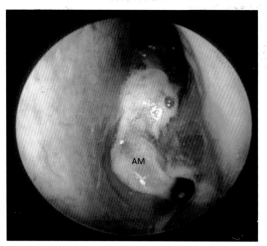

图 2.6 变应性真菌性鼻窦炎。黏膜息肉样变与黏稠的变应性黏蛋白充满鼻腔 [图片来源于哈瓦克图书馆（hawkelibrary.com）]

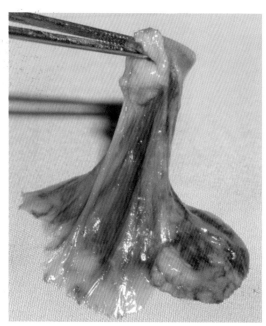

图 2.7 变应性黏蛋白。由于过于黏稠，变应性黏蛋白很难清除[图片来源于哈瓦克图书馆（hawkelibrary.com）]

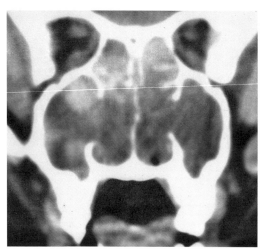

图 2.8 变应性真菌性鼻窦炎冠位 CT。黏膜息肉样变，上颌窦腔扩大，窦内充满高密度物质 [reprinted from the Hawke Library（hawkelibrary.com）;with permission]

4. 鼻甲肥大

鼻甲肥大可以单独存在也可以合并其他疾病，如慢性鼻窦炎和鼻中隔偏曲。鼻甲表面与窦腔相似覆盖呼吸道黏膜，若受到急慢性炎症影响，可以影响整个气道。从组织学上来说，鼻甲肥大是黏膜下与固有层纤维化及炎细胞、静脉窦增生引起[16]。在变应性鼻炎和非变应性鼻炎患者中可以看到鼻甲苍白、水肿（图 2.9，图 2.10）。所有的鼻甲都可以发生肥大，但是下鼻甲肥大最常见，也最容易引起鼻腔堵塞（图 2.11）。治疗与慢性鼻窦炎类似，保持鼻腔卫生，局部使用鼻喷糖皮质激素。有许多手术方法可以切除部分鼻甲黏膜，改善鼻腔通气。大致可以分为鼻甲减容手术和鼻甲部分切除手术，前者可利用消融或切除去掉部分黏膜下组织，后者则是去掉部分鼻甲骨质与黏膜。

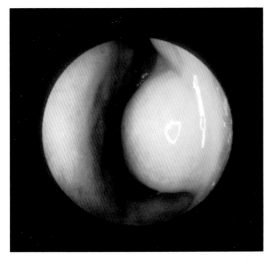

图 2.9 下鼻甲肥大。肥大的下鼻甲呈现特征性的表面黏膜苍白

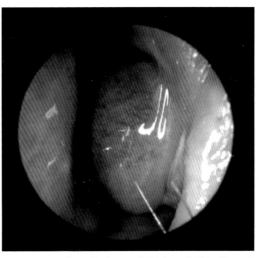

图 2.10 下鼻甲水肿。下鼻甲表面有分泌物，为慢性炎症及静脉扩张表现

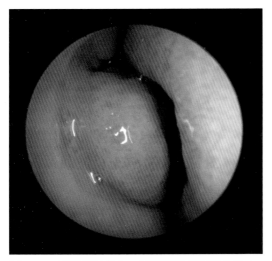

图 2.11 下鼻甲纤维化。下鼻甲黏膜纤维化改变，鼻甲增大并阻塞鼻腔 [图片来源于哈瓦克图书馆（hawkelibrary.com）]

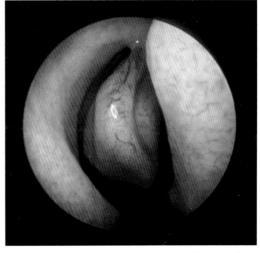

图 2.12 中鼻甲气化。部分气化的中鼻甲，中鼻甲前部正常，后部过度气化 [图片来源于哈瓦克图书馆（hawkelibrary.com）]

5. 中鼻甲气化

中鼻甲作为筛骨的一部分，可以像筛房一样发生气化（图 2.12，图 2.13）。发生率约为 45%，而且往往是偶然发现[17]。中鼻甲位于半月裂、额窦、筛窦、上颌窦开口上方，因此中鼻甲气化增大，可以阻塞窦口，影响鼻窦通气引流[18]。如果泡内分泌物潴留，继而可能产生黏液囊肿或黏膜囊肿，表现为疼痛、持续感染及慢性鼻窦

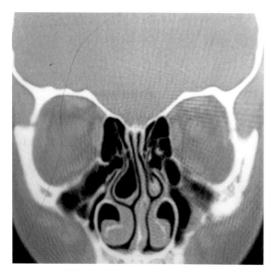

图 2.13 中鼻甲气化。CT 示右侧中鼻甲气化，阻塞中鼻道 [图片来源于哈瓦克图书馆（hawkelibrary.com）]

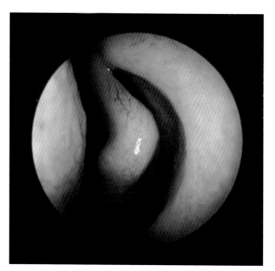

图 2.14 中鼻甲反向弯曲。S 型中鼻甲向外侧凸起 [图片来源于哈瓦克图书馆（hawkelibrary.com）]

疾病。如果患者有症状，可以手术切除部分，但应该保留基本中鼻甲结构。其他鼻腔骨性结构也可以发生气化，包括钩突、上鼻甲，但中鼻甲气化是最常见的。

6. 中鼻甲反向弯曲

中鼻甲反向弯曲（paradoxical middle turbinate，PMT）是指中鼻甲骨质的异常弯曲。与具有侧向凹面的正常 "C" 形相反，中鼻甲反向弯曲通常表现为向外侧具有较大横向凸度的 "S" 形（图 2.14）。该体征的病理意义存在争议。大约有 25% 的个体存在中鼻甲反向弯曲，且多于偶然发现，与急慢性鼻窦炎没有直接联系[19]。如果在鼻内镜手术过程中，异常弯曲的中鼻甲阻挡视线，可切除部分鼻甲，同时又可以改善鼻腔通气[20]。

7. 鼻中隔偏曲

虽然鼻腔阻塞症状与主诉非常简单，但对于儿童来说，要确定其原因是否由解剖异常引起还是很困难的。由于鼻甲肥大、腺样体肥大通常与鼻中隔偏曲共同存在，在鼻内镜检查时多将注意力集中于鼻甲和鼻咽部，常常忽略鼻中隔偏曲。因此在鼻内镜检查与减充血剂应用之前，应进行细致的前鼻镜检查。由于鼻瓣区的活动性，通常不用鼻内镜也可以很好地观察鼻中隔情况（图 2.15）。

鼻中隔偏曲的患病率是一个有争议的问题，根据不同的年龄段，其患病率可从 2%～90% 不等[21]。小儿常见的鼻中隔偏曲病因多为分娩过程、出生后受到的外伤、遗传因素，以及面颅骨在发育过程中的不均衡。因为可以引起鼻腔堵塞，所以有人

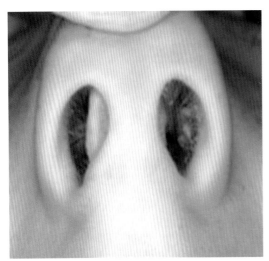

图 2.15　鼻中隔尾端偏曲。前鼻镜检查可见鼻中隔尾端向右侧偏曲。鼻内镜下检查若不能检查鼻前庭，很可能遗漏该病变

认为鼻中隔偏曲是慢性鼻窦炎和中耳疾病的病因[22]。

现有很多不同的分类标准分别从定性和定量的角度对鼻中隔偏曲进行分类，包括形状（S形、C形、棘突），位置（前／后、上／下），以及症状的严重性（图

2.16，图 2.17）。鼻内镜检查时绕过前端的偏曲可以发现一些位于偏曲后方的病变，因此对于鼻中隔偏曲的患儿在检查时一定要全面。

虽然任何年龄的患者都可以进行手术治疗，但是考虑到软骨及骨质的发育，大多数外科医生还是建议将手术年龄推迟至12~14 岁。也有人认为应根据患者主诉与临床表现的严重性来确定是否手术。

8. 鼻腔异物

鼻腔异物是耳鼻喉科门急诊经常遇到的疾病之一。这些患儿的临床表现很清楚，有明确的病史，主诉面部疼痛、鼻塞、鼻内恶臭，和／或鼻腔分泌物。任何与鼻孔外形相似的物体均可塞入鼻腔，常见的异物包括珠子、玩具或纸团[23]。除了鼻塞，如果不及时去除异物可能会造成更大的危险。鼻腔后方与鼻咽、咽喉相连，异物向后可能造成误吸。另外一些如电子表的纽扣电池，可以腐蚀或灼伤周围的软组织，损伤黏膜，瘢痕形成，毁损鼻腔骨质与软

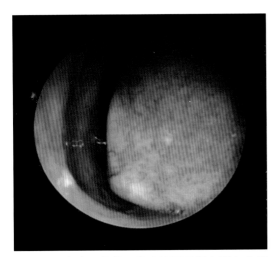

图 2.16　鼻中隔偏曲。鼻内镜下见鼻中隔向右侧呈 C 形严重偏曲。[图片来源于哈瓦克图书馆（hawkelibrary.com）]

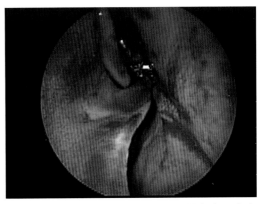

图 2.17　鼻中隔棘突。上颌嵴骨性棘突突入中鼻道，形成鼻中隔偏曲

骨。鼻腔异物患者的鼻内镜检查关键在于要检查对侧鼻腔及在清除异物后的再次全面检查。有时可以在那些年龄小的幼儿和病史不清的患儿鼻内发现更多的异物（图2.18）。

9. 上颌窦后鼻孔息肉

上颌窦后鼻孔息肉起源于上颌窦，穿出窦口，位于中鼻甲下方（图2.19）。病变可以生长很大，突入甚至超出鼻咽部。尽管本病可以合并 CRS，但与弥漫性鼻息肉病变不同，上颌窦后鼻孔息肉一般为单侧，多见于儿童[24]。根据息肉的大小与范围，患者表现为鼻塞或咽部不适，声音改变、咳嗽或是异物感。病因不明，但在显微镜下可以看到潴留囊肿与生长旺盛的炎性息肉形成[25]。外科手术治疗可以在鼻内镜下也可以经开放径路切除息肉。手术中必须将位于上颌窦内的息肉起源处切除，否则很容易复发。由于息肉根部位于上颌窦内，完整的切除可能还需要行 Caldwell–Luc 氏径路手术。

10. 鼻出血

鼻出血在儿童很常见。外伤是鼻出血最常见的病因，其他病因还包括运动、跌倒、车祸等。诸多病因可以破坏鼻腔血管丰富的黏膜，导致鼻出血。在冬季，由于取暖、温湿度降低，空气极度干燥，也是鼻出血的原因。大多数的出血来源于位于 Little's 区的 Kiesselbach's 静脉丛，多为自限性的（图2.20）。静脉丛来源于四个以其位置命名的动脉，部分暴露于鼻前庭，该区域易受到外伤和干燥环境的影响而出血。在鼻翼的位置直接按压 5~15 分钟，可以治愈大多数位于前部的出血。

发生于鼻腔后部的出血多是蝶腭动脉分支出血，由于外部压力很难达到，该部

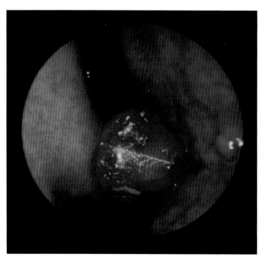

图 2.18　鼻腔异物。异物位于鼻中隔与下鼻甲之间。[图片来源于哈瓦克图书馆（hawkelibrary.com）]

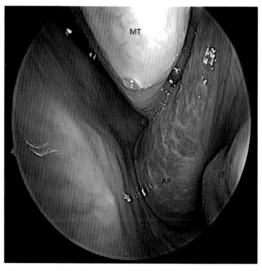

图 2.19　上颌窦后鼻孔息肉。息肉从上颌窦口穿出，位于中鼻甲下方，突入鼻咽部

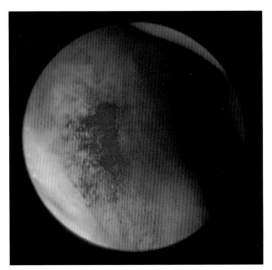

图 2.20 鼻出血。Kiesselbach's 静脉丛充血导致鼻腔前方出血

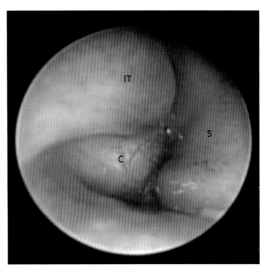

图 2.21 鼻泪管囊肿。婴儿鼻腔中，囊肿（C）位于下鼻甲（IT）下方，阻塞鼻腔（S-鼻中隔）

位的出血很难处理。当无法局部加压时，可以在局部使用止血药物或是鼻腔填塞。在小儿急性出血期间，如果没有手术室的设施，进行鼻内镜检查很困难，因为急性出血期间需要有足够的负压吸引将鼻腔内的出血及时清除方能检查。鼻内镜检查在慢性或反复发作的鼻出血患儿更能发挥作用，检查时应仔细观察有无剥落的黏膜、扩张的血管、鼻中隔穿孔、血管纤维瘤及其他异常情况。如果出血不严重，可以使用盐水或润滑剂湿润鼻腔。有些潜在的出血点需要烧灼。对于顽固性或威胁生命的出血需要进行实验室检查和影像学检查来排除凝血功能异常和血管病变。

11. 鼻泪管囊肿

鼻泪管囊肿是引起婴儿鼻塞的罕见原因。有约 30% 的婴儿在出生时会有鼻泪管阻塞，但多数会慢慢消失[26]。部分患者

可能会在鼻泪管的末段形成囊肿，鼻内镜检查可见下鼻甲的下方有一囊性突起（图2.21）。当鼻泪管囊肿阻塞鼻腔甚至引起呼吸窘迫时，可在麻醉下施行鼻内镜下囊肿造口手术。偶尔需要将鼻腔与泪囊贯通，即泪囊鼻腔吻合术。

12. 梨状孔狭窄

梨状孔狭窄（piriform aperture stenosis, PAS）是由于上颌骨局部发育障碍引起的鼻腔入口狭窄。梨状孔狭窄可以是唯一的发育异常，也可以伴有先天性前脑无裂畸形和先天性中线发育异常等畸形。儿童表现为在婴儿早期不同程度的鼻塞，典型的症状为周期性伴有喂养困难的呼吸窘迫，但在幼儿啼哭时缓解。鼻内镜检查通常会受到狭窄的梨状孔阻挡而不能成功（图2.22，图2.23）。由于婴儿需要经鼻呼吸，PSA 通常会有潜在危险。初步的治疗

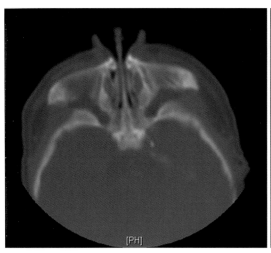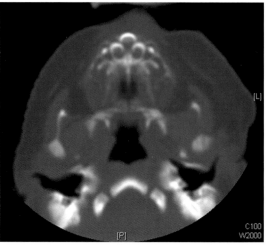

图 2.22 梨状孔狭窄（PAS）。轴位 CT 扫描显示梨状孔局部骨发育障碍，引起鼻腔狭窄（a），中线上颌骨切牙发育障碍（b）（图片由医学博士 Lee Smith 提供）。

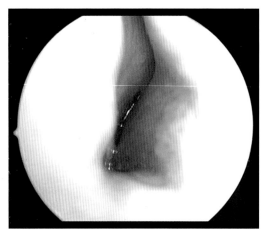

图 2.23 梨状孔狭窄。鼻内镜无法通过患儿的狭窄处（图片由医学博士 Lee Smith 提供）

包括使用鼻减充血剂、鼻腔灌洗、类固醇激素，通过鼻导管吸氧，目的是为了恢复经鼻腔呼吸。如果婴儿不能脱离吸氧，就有必要手术，手术使用唇下切口切开并在术后使用支架[27]。鉴别诊断包括新生儿鼻炎、鼻泪管囊肿和后鼻孔闭锁，诊断标准为上颌骨 CT 扫描显示梨状孔径小于 11

毫米。

13. 肉芽肿伴多发性脉管炎（韦格纳肉芽肿病）

肉芽肿伴多发性脉管炎（granulomatosis with polyangiitis，GPA）在以前又被称为韦格纳肉芽肿，其特征性表现为全身性的血管炎、坏死性肉芽肿和血清 C-ANCA 阳性。大多数 GPA 患儿（72%~99%）均有头颈部病变[28]。大约 85% 的患儿有鼻窦病变。在这些患儿中鼻腔慢性结痂、鼻窦炎是最常见的表现，另外还会有鼻塞和流血性分泌物[29]。疾病进展可以侵蚀鼻中隔并破坏面容。

鼻内镜下可见在病变区域有过多的痂皮和瘢痕形成（图 2.24）。血清学检查及黏膜活检可确诊。GPA 患儿由于正常的解剖结构受到破坏，瘢痕形成，很难施行手术，但合并的出血与慢性鼻窦炎可以手术治疗。而下鼻道阻塞导致的鼻泪管阻塞也可以进行手术治疗。保守治疗包括鼻腔盐水冲洗，长期使用鼻喷类固醇激素，在必要时使用抗生素。而使用免疫抑制剂可以改善全身及鼻窦的病变[30]。该疾病在随访和处理上类似于风湿病。

14. 后鼻孔闭锁

后鼻孔闭锁使鼻腔与鼻咽部完全隔离。该疾病相对少见，每年的新生儿发病率为 1：5000 到 1：8000。如果病变是单侧的，则很难被发现，多在上学期间患儿出现鼻堵、流涕时才被诊断。但双侧后鼻孔发生闭锁时，由于患儿无法经鼻呼吸，是耳鼻喉科的急诊之一。患儿后鼻孔处有分泌物堆积，内镜很难看清楚（图2.25）。双侧后鼻孔闭锁通常与一些综合征合并存在，如 CHARGE、Pfeiffer、Apert

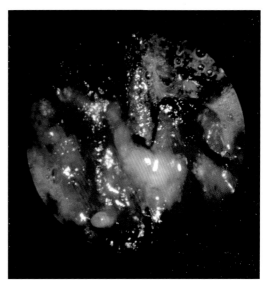

图 2.24 韦格纳肉芽肿鼻腔表现。鼻中隔大量痂皮形成

及 Crouzon 等[31]。手术可经腭或在鼻内镜下完成。

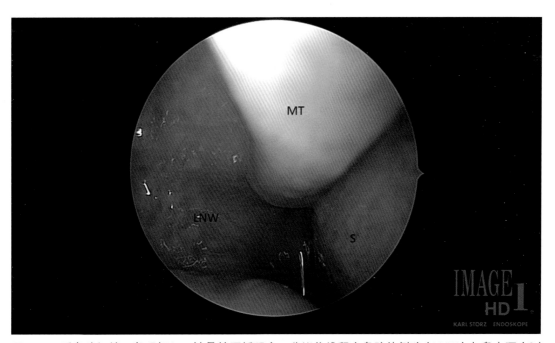

图 2.25 后鼻孔闭锁。鼻咽部入口被骨性隔板阻塞，分泌物堆积在鼻腔外侧壁（LNW）与鼻中隔（S）之间（MT- 中鼻甲）

二、鼻咽

在解剖上鼻咽部属于咽的一部分，但在功能上属于呼吸系统。咽部的鼻腔部分在发育过程中不断变化。鼻咽部在出生时非常狭窄，并呈弧形向下达口咽部。到青春期鼻咽部扩大，在鼻咽顶后壁呈直角。腺样体位于鼻咽部的顶部，咽鼓管位于两侧。鼻咽部的内镜检查多使用可弯曲的光学纤维喉镜，而 CT 与 MRI 等影像学检查则可以提供一些相对隐蔽区域的重要信息[32]（图 2.26）。

1. 腺样体肥大

在婴儿和儿童期，由于鼻咽部相对较小，腺样体体积较大，可以导致鼻腔和咽鼓管的阻塞[32]。腺样体肥大与扁桃体肥大是儿童睡眠呼吸紊乱最常见的病因。要评估儿童腺样体的大小比较困难，对要施行手术的患儿多用光学纤维内镜来检查。

Parikh 提出根据肥大的腺样体组织与周围解剖结构的接触情况将腺样体的大小分为 4 级[33-39]（图 2.27，图 2.28，图 2.29）。另外的分级方法依据是颈侧位像，但两者相比，直视下观察更为可靠[40]。腺样体切除可以改善咽鼓管功能不良、鼻腔充血及在一些病例中改善睡眠呼吸状况。切除可使用刮匙、电切或动力切削系统。

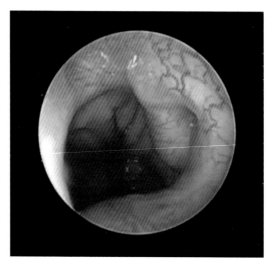

图 2.27　轻度腺样体肥大，腺样体 2 度肥大

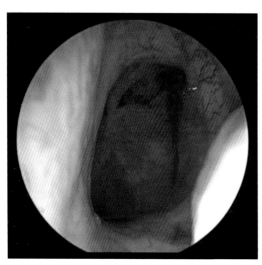

图 2.26　正常鼻咽部。腺样体 1 度肥大

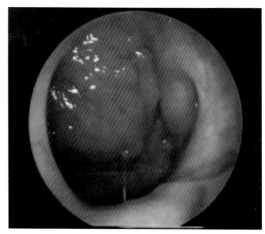

图 2.28　中度腺样体肥大，腺样体 3 度肥大

1. 喉狭窄

长时间的气管内插管可能导致新生儿喉狭窄，狭窄的部位多在后部（图 4.13，图 4.14，图 4.15）。先天性喉闭锁可以严重阻塞气道，是新生儿呼吸窘迫的罕见病因。可以合并气管食管瘘、食管闭锁、脑膨出、先天性高气道阻塞综合征（CHAOS）[17]。在一些病例里，由于胎儿水肿，在产前即可诊断。对于这些病例，采取合理的处理措施，如 EXIT（Ex Utero Intrapartum Treatment），可以保证分娩时气道的安全。本病也可以合并其他一些气道异常，如气管发育不良，导致无法生存[18-21]。

2. 声门前部喉蹼

声门前部喉蹼可以是先天性的也可以是后天获得性的（图 4.16）。后天性的声门前部喉蹼更多见于成人，处理可以行开放性手术或内镜下手术，术后放或不放置喉模防止再次粘连形成[22-24]。先天性喉蹼并不常见。新生儿可以表现为发音困难、喘鸣或呼吸窘迫。对症状不明显的患儿可以先观察变化，或是在内镜下手术治疗。术后视情况放置或不放置喉模。也可以行开放性手术行气道重建，严重的可以先行气管切开术[25-27]。荧光原位杂交（FISH）检测可以提示染色体 22q11 先天缺失综合征[28]。

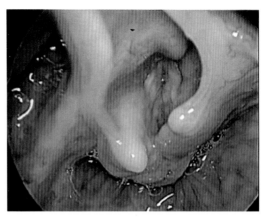

图 4.13　男性新生儿长期插管后形成喉狭窄

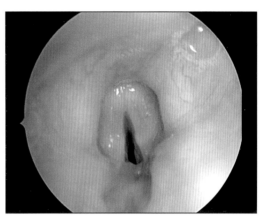

图 4.14　男性新生儿长期插管后形成喉狭窄，可见声门后部疤痕形成导致喉狭窄，声带活动受限

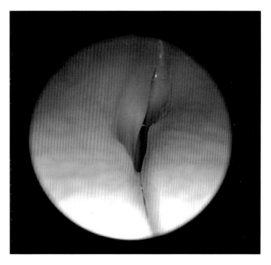

图 4.15　杓状软骨区疤痕形成导致喉狭窄

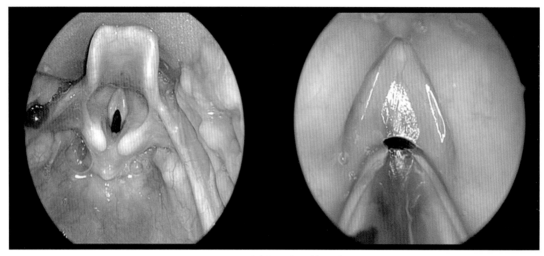

图 4.16　新生儿先天性喉蹼

3. 喉乳头状瘤

儿童喉乳头状瘤多由人乳头状瘤病毒（HPV）感染引起，通常是 6 型和 11 型病毒（图 4.17）。病毒可以影响喉的非角化鳞状上皮，并逐渐向气管、支气管蔓延。发音困难是最常见的症状，喘鸣和呼吸困难也可见。随着病变范围扩大，可以引起严重的气道阻塞。治疗通常采用内镜下微创手术行减瘤手术。对于持续性或反复发作的患儿多联合使用其他辅助治疗。小于 3 岁或是感染 11 型人乳头状瘤病毒的患儿，往往病情更严重并需要多次手术或联合其他辅助治疗[29]。目前 HPV 疫苗对本病的预防与治疗作用尚不清楚。

4. 声带肉芽肿

声带肉芽肿不常见，病因多为插管损伤、胃食管反流（GERD）或是其他接触性损伤（图 4.18）。新生儿、婴儿与儿童气管内插管的损伤可导致明显的炎症和肉芽组织形成。病变可局限于声韧带附着的声带突和杓区，也可以出现于声带前部[30]。临床表现与患儿年龄有关，包括喘鸣、呼吸窘迫或是声嘶[31]。可用弯曲的喉镜或直达喉镜可帮助诊断。由于病变多由外源性因素引起，一般单侧发病。对有症状的外伤性声带肉芽肿多采用喉显微手术切除。

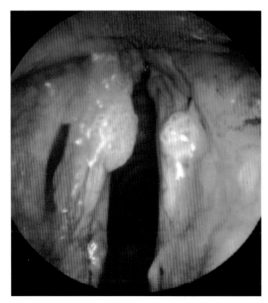

图 4.17　声门乳头状瘤

5. 声带前部病变

声带前部病变是引起小儿发音障碍的常见原因。病变来源于黏膜、非角化鳞状上皮或是黏膜下间隙。常见的鉴别诊断包括声带小结、黏膜下囊肿、假性囊肿、出血性或非出血性息肉（图 4.19）。病变可以严重影响发音，尤其是功能性的[32]。

三、声门下区

环状软骨位于声门下区，是小儿气道中唯一完整的软骨环（图 4.20）。相较于成人，小儿的环状软骨半径小，相对固定，对炎症、感染、医源性损伤更加敏感。

1. 声门下狭窄

声门下狭窄的病因可以是先天性也可以是后天获得性。新生儿、婴儿后天获得性声门下狭窄多是由于气管内插管所引起（图 4.21）。病情的严重程度直接影响处理措施的选择。越来越多医生采用内镜下球囊扩张治疗该病（图 4.22，图 4.23）。球囊扩张也正成为该病的重要治疗方法，也可以作为开放性手术气道重建的辅助治疗方法[33-34]。其他还可以使用气管切开术和开放性喉气管重建术[35-39]。

2. 声门下囊肿

声门下囊肿多由于气管内插管引起，即使短期插管也可形成（图 4.24）。诊断需要喉镜与支气管镜检查。本病不是气道阻塞的常见病因，通常没有症状。有症状的病变可以是单发也可以是多发，需要积

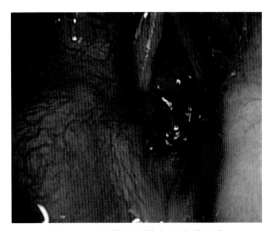

图 4.18　插管后声带突肉芽肿形成

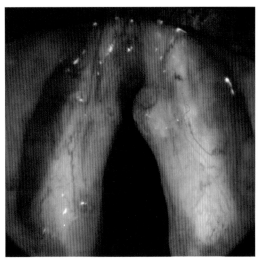

图 4.19　右侧声带黏膜下囊肿，左声带反应性小结形成

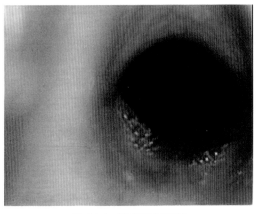

图 4.20　正常声门下区

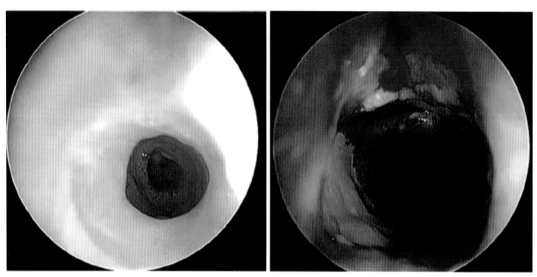

图 4.21　3 个月大的女性婴儿气管内插管导致 2 度声门下狭窄（左图），应用内镜下球囊扩张术后观（右图）

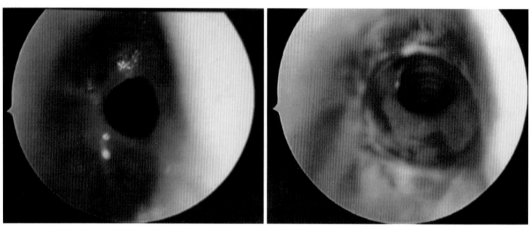

图 4.22　早产儿行气管内插管，拔管后出现喘鸣，需正压通气治疗，应用内镜下球囊扩张术治疗。术前（左图），术后（右图）

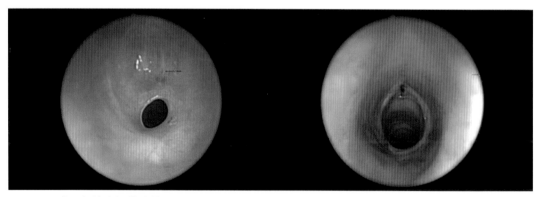

图 4.23　幼儿气管内插管拔管后出现喘鸣，形成 3 度声门下狭窄伴膜部形成。切开膜部，应用内镜下球囊扩张术治疗。术前（左图），术后（右图）

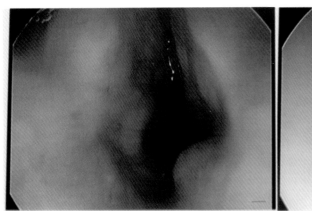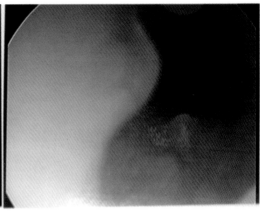

图 4.24 多发声门下囊肿

极治疗（图 4.25，图 4.26）。手术可以在内镜下采用喉显微器械行造口术，CO_2 激光、微型动力系统、电流干燥技术或是手术器

械均可用于手术。内镜下手术可有效治愈本病，一般术后症状可立即缓解，即使是气道严重阻塞的患者也是如此[40-43]。

3. 声门下血管瘤

不足 6 个月的婴儿反复出现喉炎的哮吼样症状，且无气管内插管病史，应怀疑有声门下血管瘤（图 4.27，图 4.28）。

传统治疗方法有很多种，包括局部和

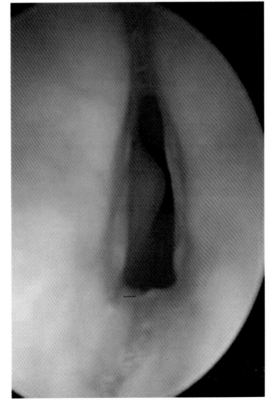

图 4.25 单发声门下囊肿

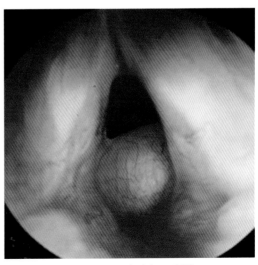

图 4.26 巨大声门下囊肿

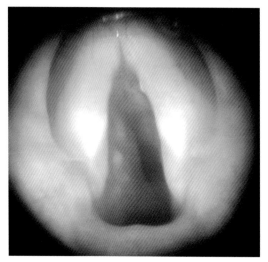

图 4.27　位于左后外侧的声门下血管瘤

4. 插管后声门下损伤

即使是短期的气管内插管，也可以因为异物刺激和声门下黏膜的压迫造成急性炎症反应。有些患儿可以没有症状，有些可以伴或不伴呼吸失代偿的喘鸣。内镜下可以见到程度不同的溃疡形成与声门下水肿（图 4.29）。在拔管后，这些改变可以短期内恢复，也可以缓慢发展至瘢痕形成，导致声门下狭窄[48]。

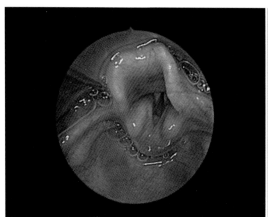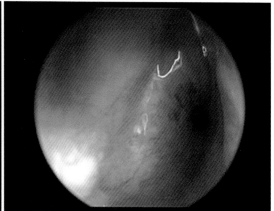

图 4.28　声门下血管瘤。声门下区阻塞（左图），近观可见声门下腔显著狭窄（右图）

（或）全身使用糖皮质激素，激光切除，开放性手术切除及气管切开术。每种方法都有缺点和风险。最近，普萘洛尔更多地应用于该病的治疗。普萘洛尔治疗无效或是不能耐受药物治疗的患儿多用其他治疗方法。已有证据表明普萘洛尔临床作用明显，同时具有良好的耐受性，在临床中愈来愈受到认可[44-47]。

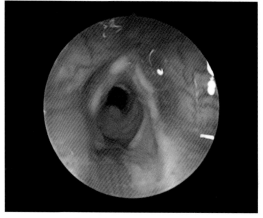

图 4.29　长期气管内插管造成声门下广泛溃疡

5. 喉炎

喉炎是引起小儿喘鸣的最常见原因。多由病毒感染引起，最典型的是副流感病毒。典型的临床症状包括上呼吸道病毒感染症状、发热、犬吠样咳嗽和呼吸杂音。通常此病是自限性的，也可以给予支持治疗。但对一些存在并发症可能性的患儿需要更积极的治疗[49-50]。声门下存在炎症，更容易引起瘢痕形成，因此避免气管内插管是治疗的主要目标之一（图 4.30）。气管插管会造成额外的损伤，延长住院时间，延长康复时间。但是某些病例也不能完全避免气管内插管[51]。

四、下咽

下咽在解剖上又被分为两侧的梨状窝、环后区和下咽后壁（图 4.31，图 4.32）。婴儿和幼儿该区域的先天性畸形常常导致反复感染和吞咽困难。进食与咽下的协调对防止误吸相当重要。对有症状的婴儿和儿童一定要认真而详细地检查该区域，这对正确评估和处理该区域病变很重要。

1. 喉裂

越来越多的证据表明 1 型喉裂与杓间区解剖正常但功能不良和一些小儿的吞咽困难、误吸、反复的肺炎发作有关（图 4.33）。对于长期慢性误吸，内镜下修补喉

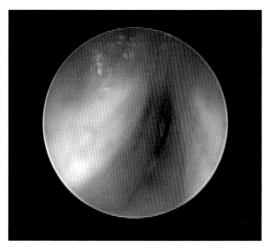

图 4.30　严重哮喉、声门下环状黏膜及黏膜层下水肿

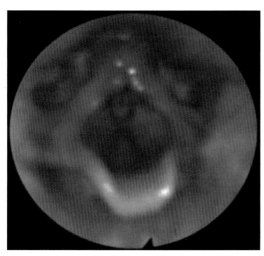

图 4.31　纤维光学喉镜下正常的下咽区

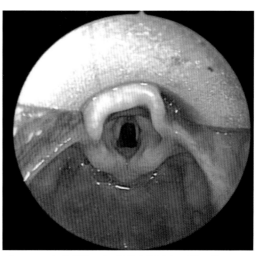

图 4.32　直达喉镜下经光学内镜放大后的正常下咽区

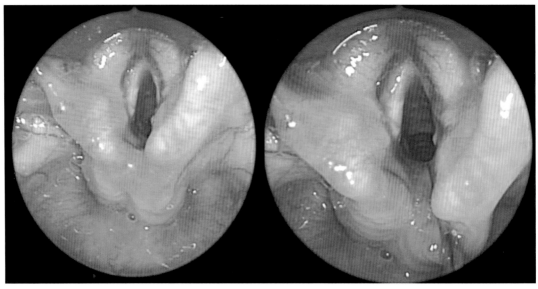

图 4.33　1 型喉裂（左图）。杓间区通常接触，需要仔细检查是否有裂隙存在（右图）

裂和（或）在此区域注射药物可以改善症状[52-53]（图 4.34，图 4.35）。更广范围的喉裂，如 2 型、3 型喉裂，很难处理；4 型喉裂几乎无法生存。

2. 环后静脉丛

儿童的环后区血管充血扩张可以表现为肿瘤样肿块，常被误诊为血管畸形或肿瘤（图 4.36）。解剖学研究已阐明在喉部有着广泛的静脉丛。在内镜检查时，随着幼儿童啼哭或其他 Valsalva 动作，此区域都可能看到此肿瘤样肿块。这可能是一种正常的生理现象，作用是形成一道屏障，防止食管反流[54]。

3. 梨状窝瘘

反复的颈深部感染应怀疑是否有先天性腮裂畸形。对于第三和（或）第四腮裂

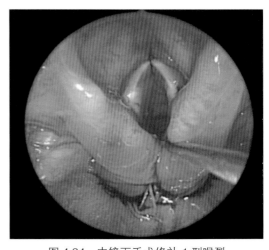

图 4.34　内镜下手术修补 1 型喉裂

畸形存在称谓上的争议。这些病变均表现为反复的颈深部感染和化脓性甲状腺炎。绝大多数病变位于左侧（图 4.37），对如何治疗存在争议。治疗措施包括联合单侧甲状腺腺叶切除的瘘管切除术，或是内镜下梨状窝瘘口烧灼或去上皮化[55-58]。

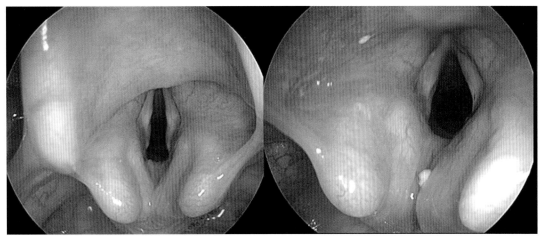

图 4.35　1 型喉裂，在杓间区注射药物的前后对比

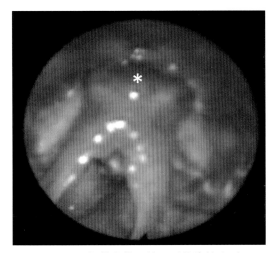

图 4.36　纤维喉镜下的环后静脉丛（＊）

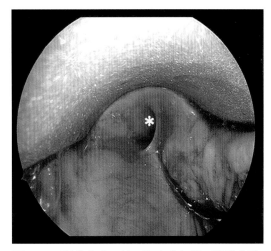

图 4.37　梨状窝瘘，第三和（或）第四鳃裂畸形。直达喉镜下见左侧梨状窝及开放的瘘口。（＊）

五、气管

正常气管环的形状类似于马蹄形或是"U"形。气管环不完整，后面是膜部与食管毗邻（图 4.38，图 4.39）。气管的任何病变都可以造成喘鸣或气道问题。

1. 气道异物

口腔的发育是幼儿与外界环境交流的方式。在幼儿没有完整的牙齿咀嚼食物时，误吸会使食物进入气管成为异物。因此幼儿气管异物的发病率和潜在的病死率也就明显增加。在诊断过程中必须详细询问病史，仔细查体，根据影像学检查及其他辅助检查，结合病史与查体，方能决定是否需要行支气管镜检查及治疗。吸入食物性异物是最常见的（图 4.40，图 4.41）。如果怀疑有气管异物，在全身麻醉下行硬质支

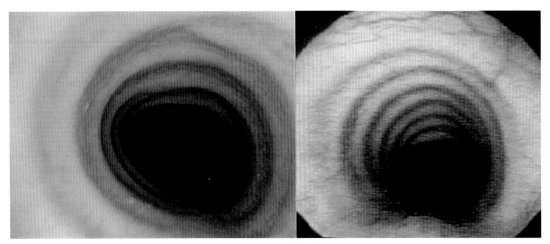

图 4.38　正常气管

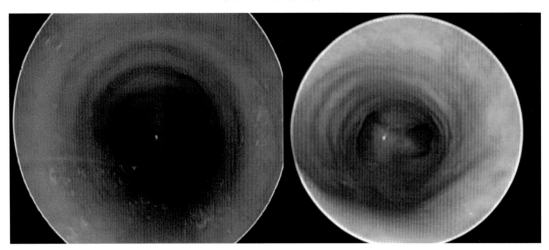

图 4.39　气管隆突与左、右主支气管

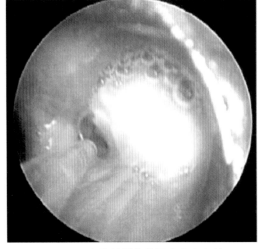

图 4.40　食物性异物位于右主支气管

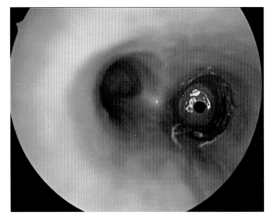

图 4.41　右主支气管异物（珠子）

气管镜检是处理的首选[59-63]（图 4.42）。

2. 气管狭窄

环状软骨是气道内唯一完整的环形软骨。气管的狭窄可以是先天性的也可以是后天获得性的（图 4.43）。如果气管环形成完整的闭环也是一种先天性气管狭窄（图4.44）。先天性气管环完整表现为喘鸣和呼吸窘迫。诊断需要行内镜检查。进一步的影像学横断面检查对于评估远端气管支气管树很重要，同时还可以发现经常合并存在的心血管畸形。随着幼儿生长发育，呼吸和能量的要求不断增加，症状也会发生变化。处理的方式与症状的严重性相关。症状轻微可以观察，病情加重可以行开放性手术处理。Slide 气管成形术就是常用的开放手术[64-65]。如果狭窄段较长，需要体外循环来修复远端的气管狭窄[66-68]。

3. 气管食管瘘

气管食管瘘通常都会有症状，需要早期修复（图 4.45）。若气管食管瘘修补术后的患儿出现进食或呼吸症状，应尽快行 X 线片或内镜观察。对于复发的瘘应手术修复，但往往很难处理。修正性开放性手术有较高的病死率和复发率。近年来开始应用内镜对一些适合的病例进行修补手术。对于小的病变可以采用内镜下瘘管透热去上皮化，结合纤维蛋白胶治疗。先天性 H 型瘘管也可以采用该治疗方法[69-72]（图 4.46）。

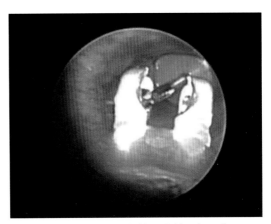

图 4.42 右主支气管，夹持图钉异物

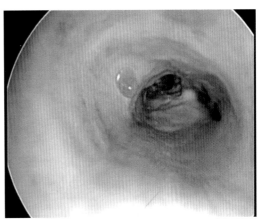

图 4.43 气管狭窄

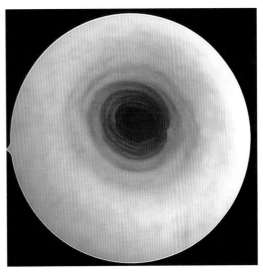

图 4.44 先天性气管全环

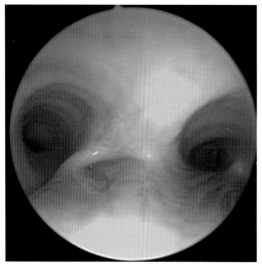

图 4.45　气管壁囊袋修补气管食管瘘手术后

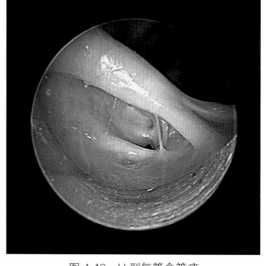

图 4.46　H 型气管食管瘘

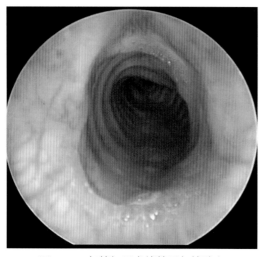

图 4.47　气管切开术拔管后气管狭窄

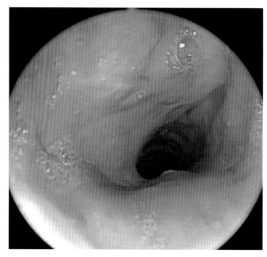

图 4.48　气管切开术拔管后气管狭窄

4. A 型气管狭窄

气管切开术后拔管可能造成原气切处的气管狭窄（图 4.47，图 4.48）。有症状的患儿需要在原气切处重新插入气管套管。该病可以行前气管软骨成形术或颈部 Slide 气管成形术[73]。

5. 气管造瘘口上方肉芽肿

造瘘口上方肉芽肿形成是婴儿与幼儿在长期气管切开后的并发症之一。通常在拔管时发现。儿童造瘘口肉芽肿的处理方式多种多样[74]，可采用开放性手术或是内镜下手术[75-77]（图 4.49）。非阻塞性的肉芽肿可不必切除，常常会有复发[78]。

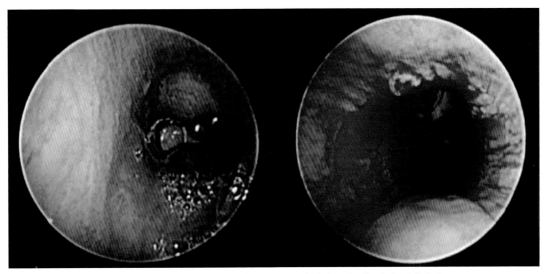

图 4.49 气管切开术后气管造瘘口肉芽肿（左），切除术后（右）

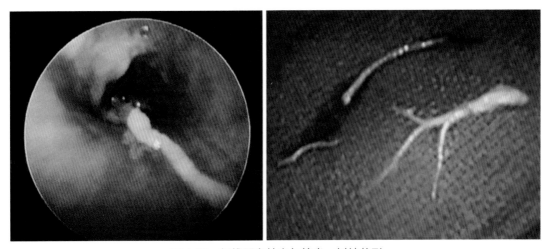

图 4.50 纤维蛋白性支气管炎，树枝状形

6. 纤维蛋白性支气管炎

小儿纤维蛋白性支气管炎的特征是浓稠的分泌物阻塞气管支气管树（图 4.50）。患儿经标准的内科治疗不愈，仍有呼吸窘迫时应高度怀疑本病。若伴有哮喘急性发作或心血管手术后的患儿出现该病，危险性大大增加。利用硬或软性支气管镜取出纤维蛋白物，保持肺部清洁是治疗的关键[79-82]。

（Jeffrey Cheng and Lee P.Smith 著，杨弋 译）

↗ 参考文献

[1] GARRITANO FG, CARR MM. Characteristics of patients undergoing supraglottoplasty for laryngomalacia [J]. Int J Pediatr Otorhinolaryngol, 2014, 78: 1095–1100.

[2] DOBBIE AM, WHITE DR. Laryngomalacia [J]. Pediatr Clin North Am, 2013, 60: 893–902.

[3] AYARI S, AUBERTIN G, GIRSCHIG H, et al. Pathophysiology and diagnostic approach to laryngomalacia in infants [J]. Eur Ann Otorhinolaryngol Head Neck Dis, 2012, 129: 257–263.

[4] KISHIMOTO Y, HIRANO S, KATO N, et al. Endoscopic KTP laser photocoagulation therapy for pharyngolaryngeal venous malformations in adults [J]. Ann Otol Rhinol Laryngol, 2008, 117: 881–885.

[5] NOURAEI SA, SANDHU GS. Treatment of airway compromise due to laryngeal venous malformations: our experience of four patients [J]. Clin Otolaryngol, 2013, 38: 174–177.

[6] MENON UK, DEEPTHI NV, MENON IR. Suprahyoid pharyngotomy for excision of laryngeal venous malformation [J]. Ear Nose Throat J, 2012, 91: E4–7.

[7] BERG EE, SOBOL SE, JACOBS I. Laryngeal obstruction by cervical and endolaryngeal lymphatic malformations in children: proposed staging system and review of treatment [J]. Ann Otol Rhinol Laryngol, 2013, 122: 575–581.

[8] BAJAJ Y, HEWITT R, IFEACHO S, et al. Surgical excision as primary treatment modality for extensive cervicofacial lymphatic malformations in children [J]. Int J Pediatr Otorhinolaryngol, 2011, 75: 673–677.

[9] ADAMS MT, SALTZMAN B, PERKINS JA. Head and neck lymphatic malformation treatment: a systematic review [J]. Otolaryngol Head Neck Surg, 2012, 147: 627–639.

[10] HERMANSEN MN, SCHMIDT JH, KRUG AH, et al. Low incidence of children with acute epiglottis after introduction of accination [J]. Dan Med J, 2014, 61: A4788.

[11] TIBBALLS J, WATSON T. Symptoms and signs differentiating croup and epiglottitis [J]. J Paediatr Child Health, 2011, 47: 77–82.

[12] GUARDIANI E, BLISS M, HARLEY E. Supraglottitis in the era following widespread immunization against Haemophilus infl uenzae type B: evolving principles in diagnosis and management [J]. Laryngoscope, 2010, 120: 2183–2188.

[13] PROWSE S, KNIGHT L. Congenital cysts of the infant larynx [J]. Int J Pediatr Otorhinolaryngol, 2012, 76: 708–711.

[14] GONIK N, SMITH LP. Radiofrequency ablation of pediatric vallecular cysts [J]. Int J Pediatr Otorhinolaryngol, 2012, 76: 1819–1822.

[15] TSAI YT, LEE LA, FANG TJ, et al. Treatment of vallecular cysts in infants with and without coexisting laryngomalacia using endoscopic laser marsupialization: fifteen-year experience at a single-center [J]. Int J Pediatr Otorhinolaryngol, 2013, 77: 424–428.

[16] HARTNICK CJ, REHBAR R, PRASAD V. Development and maturation of the pediatric human vocal fold lamina propria [J]. Laryngoscope, 2005, 115: 4–15.

[17] AMBROSIO A, MAGIT A. Respiratory distress of the newborn: congenital laryngeal atresia [J]. Int J Pediatr Otorhinolaryngol, 2012, 76: 1685–1687.

[18] SAADAI P, JELIN EB, NIJAGAL A, et al. Long-term outcomes after fetal therapy for congenital high airway obstructive syndrome [J]. J Pediatr Surg, 2012, 47: 1095–1100.

[19] HAMID-SOWINSKA A, ROPACKA-LESIAK M, BREBOROWICZ GH. Congenital high airway obstruction syndrome [J]. Neuro Endocrinol Lett, 2011, 32: 623–626.

[20] DE GROOT-VAN DER MOOREN MD, HAAK MC, LAKEMAN P, et al. Tracheal agenesis: approach towards this severe diagnosis. Case report and review of the literature [J]. Eur J Pediatr, 2012, 171: 425–431.

[21] GARG MK. Case report: antenatal diagnosis of congenital high airway obstruction syndrome-laryngeal atresia [J]. Indian J Radiol Imaging, 2008, 18: 350–351.

[22] PANIELLO RC, DESAI SC, ALLEN CT, et al. Endoscopic keel placement to treat and prevent anterior glottic webs [J]. Ann Otol Rhinol Laryngol, 2013, 122: 672–678.

[23] EDWARDS J, TANNA N, BIELAMOWICZ SA. Endoscopic lysis of anterior glottic webs and silicone keel placement [J]. Ann Otol Rhinol Laryngol, 2007, 116: 211–216.

[24] SU CY, ALSWIAHB JN, HWANG CF,

et al. Endoscopic laser anterior commissurotomy for anterior glottic web: one-stage procedure [J]. Ann Otol Rhinol Laryngol, 2010, 119: 297–303.

[25] AMIR M, YOUSSEF T. Congenital glottic web: management and anatomical observation [J]. Clin Respir J, 2010, 4: 202–207.

[26] SZTANO B, TORKOS A, ROVO L. The combined endoscopic management of congenital laryngeal web [J]. Int J Pediatr Otorhinolaryngol, 2010, 74: 212–215.

[27] HARDINGHAM M, WALSH-WARING GP. The treatment of a congenital laryngeal web [J]. J Laryngol Otol, 1975, 89: 273–279.

[28] CHENG AT, BECKENHAM EJ. Congenital anterior glottic webs with subglottic stenosis: surgery using perichondrial keels [J]. Int J Pediatr Otorhinolaryngol, 2009, 73: 945–949.

[29] WIATRAK BJ, WIATRAK DW, BROKER TR, et al. Recurrent respiratory papillomatosis: a longitudinal study comparing severity associated with human papilloma viral types 6 and 11 and other risk factors in a large pediatric population [J]. Laryngoscope, 2004, 114(11 Pt 2 Suppl 104): 1–23.

[30] HELLER AJ, WOHL DL. Vocal fold granuloma inducedby rigid bronchoscopy [J]. Ear Nose Throat J, 1999, 78(3): 176–178. 180.

[31] KELLY SM, APRIL MM, TUNKEL DE. Obstructing laryngeal granuloma after brief endotracheal intubation in neonates [J]. Otolaryngol Head Neck Surg, 1996, 115(1): 138–140.

[32] CAROLL LM, MUDD P, ZUR KB. Severity of voice handicap in children diagnosed with elevated lesions [J]. Otolaryngol Head Neck Surg, 2013, 149(4): 628–632.

[33] WENTZEL JL, AHMAD SM, DISCOLO CM, et al. Balloon laryngoplasty for pediatric laryngeal stenosis: case series and systematic review [J]. Laryngoscope, 2014, 124: 1707–1712.

[34] LANG M, BRIETZKE SE. A systematic review and metaanalysis of endoscopic balloon dilation of pediatric subglottic stenosis [J]. Otolaryngol Head Neck Surg, 2014, 150: 174–179.

[35] BAJAJ Y, COCHRANE LA, JEPHSON CG, et al. Laryngotracheal reconstruction and cricotracheal resection in children: recent experience at Great Ormond Street Hospital [J]. Int J Pediatr Otorhinolaryngol, 2012, 76: 507–511.

[36] BOARDMAN SJ, ALBERT DM. Single-stage and multistage pediatric laryngotracheal reconstruction [J]. Otolaryngol Clin North Am, 2008, 41: 947–958. ix.

[37] BAILEY M, HOEVE H, MONNIER P. Paediatric laryngotracheal stenosis: a consensus paper from three European centres [J]. Eur Arch Otorhinolaryngol, 2003, 260: 118–123.

[38] GUSTAFSON LM, HARTLEY BE, LIU JH, et al. Single-stage laryngotracheal reconstruction in children: a review of 200 cases [J]. Otolaryngol Head Neck Surg, 2000, 123: 430–434.

[39] COTTON RT. Management of subglottic stenosis [J]. Otolaryngol Clin North Am, 2000, 33: 111–130.

[40] RICHARDSON MA, WINFORD TW, NORRIS BK, et al. Management of pediatric subglottic cysts using the Bugbee fulgurating electrode [J]. JAMA Otolaryngol Head Neck Surg, 2014, 140: 164–168.

[41] RANSOM ER, ANTUNES MB, SMITH LP, et al. Microdebrider resection of acquired subglottic cysts: case series and review of the literature [J]. Int J Pediatr Otorhinolaryngol, 2009, 73: 1833–1836.

[42] AKSOY EA, ELSURER C, SERIN GM, et al. Evaluation of pediatric subglottic cysts [J]. Int J Pediatr Otorhinolaryngol, 2012, 76: 240–243.

[43] LIM J, HELLIER W, HARCOURT J, et al. Subglottic cysts: the Great Ormond Street experience [J]. Int J Pediatr Otorhinolaryngol, 2003, 67: 461–465.

[44] DENOYELLE F, LEBOULANGER N, ENJOLRAS O, et al. Role of propranolol in the therapeutic strategy of infantile laryngotracheal hemangioma [J]. Int J Pediatr Otorhinolaryngol, 2009, 73: 1168–1172.

[45] JEPHSON CG, MANUNZA F, SYED S, et al. Successful treatment of isolated subglottic haemangioma with propranolol alone [J]. Int J Pediatr Otorhinolaryngol, 2009, 73: 1821–1823.

[46] BAJAJ Y, KAPOOR K, IFEACHO S, et al. Great Ormond Street Hospital treatment guidelines for use of propranolol in infantile isolated subglottic haemangioma [J]. J Laryngol Otol, 2013, 127: 295–298.

[47] JAVIA LR, ZUR KB, JACOBS IN. Evolving treatments in the management of laryngotracheal hemangiomas: will propranolol supplant steroids and surgery? [J] Int J Pediatr Otorhinolaryngol, 2011, 75: 1450–1454.

[48] LIN CD, CHENG YK, CHANG JS, et al. Endoscopic survey of post-extubation stridor in children [J]. Acta Paediatr Taiwan, 2002, 43(2): 91–95.

[49] GOLDHAGEN JL. Croup: pathogenesis and management [J]. J Emerg Med, 1983, 1(1): 3–11.

[50] MANDAL A, KABRA SK, LODHA R. Upper airway obstruction in children [J]. Indian J Pediatr, 2015, 82(8): 737–744.

[51] BENJAMIN B. Airway management in acute infectious croup syndromes [J]. Indian J Otolaryngol Head Neck Surg, 1997, 49(3): 269–273.

[52] HORN DL, DEMARRE K, PARIKH SR. Interarytenoid sodium carboxymethylcellulose gel injection for management of pediatric aspiration [J]. Ann Otol Rhinol Laryngol, 2014, 123: 852–858.

[53] COHEN MS, ZHUANG L, SIMONS JP, et al. Injection laryngoplasty for type 1 laryngeal cleft in children [J]. Otolaryngol Head Neck Surg, 2011, 144: 789–793.

[54] HOFF SR, KOLTAI PJ. The "postcricoid cushion": observations on the vascular anatomy of the posterior cricoid region [J]. Arch Otolaryngol Head Neck Surg, 2012, 138: 562–571.

[55] NICOUCAR K, GIGER R, POPE JR HG, et al. Management of congenital fourth branchial arch anomalies: a review and analysis of published cases [J]. J Pediatr Surg, 2009, 44: 1432–1439.

[56] SHRIME M, KACKER A, BENT J, et al. Fourth branchial complex anomalies: a case series [J]. Int J Pediatr Otorhinolaryngol, 2003, 67: 1227–1233.

[57] NICOLLAS R, DUCROZ V, GARABEDIAN EN, et al. Fourth branchial pouch anomalies: a study of six cases and review of the literature [J]. Int J Pediatr Otorhinolaryngol, 1998, 44: 5–10.

[58] NICOUCAR K, GIGER R, JAECKLIN T, et al. Management of congenital third branchial arch anomalies: a systematic review [J]. Otolaryngol Head Neck Surg, 2010, 142: 21–28. e22.

[59] SIDELL DR, KIM IA, COKER TR, et al. Food choking hazards in children [J]. Int J Pediatr Otorhinolaryngol, 2013, 77: 1940–1946.

[60] CUTRONE C, PEDRUZZI B, TAVA G, et al. The complimentary role of diagnostic and therapeutic endoscopy in foreign body aspiration in children [J]. Int J Pediatr Otorhinolaryngol, 2011, 75: 1481–1485.

[61] ZUR KB, LITMAN RS. Pediatric airway foreign body retrieval: surgical and anesthetic perspectives. Paediatr Anaesth, 2009, 19 Suppl 1: 109–117.

[62] ZERELLA JT, DIMLER M, MCGILL LC, et al. Foreign body aspiration in children: value of radiography and complications of bronchoscopy [J]. J Pediatr Surg, 1998, 33: 1651–1654.

[63] ERIKCI V, KARACAY S, ARIKAN A. Foreign body aspiration: a four-years experience [J]. Ulus Travma Acil Cerrahi Derg, 2003, 9: 45–49.

[64] RUTTER MJ, WILLGING JP, COTTON RT. Nonoperative management of complete tracheal rings [J]. Arch Otolaryngol Head Neck Surg, 2004, 130: 450–452.

[65] RUTTER MJ, COTTON RT, AZIZKHAN RG, et al. Slide tracheoplasty for the management of complete tracheal rings [J]. J Pediatr Surg, 2003, 38: 928–934.

[66] VALENCIA D, OVERMAN D, TIBESAR R, et al. Surgical management of distal tracheal stenosis in children [J]. Laryngoscope, 2011, 121: 2665–2671.

[67] WIJEWEERA O, NG SB. Retrospective review of tracheoplasty for congenital tracheal stenosis [J]. Singapore Med J, 2011, 52: 726–729.

[68] BACKER CL, MAVROUDIS C, HOLINGER LD. Repair of congenital tracheal stenosis [J]. Semin Thorac Cardiovasc Surg Pediatr Card Surg Annu, 2002, 5: 173–186.

[69] RICHTER GT, RYCKMAN F, BROWN RL, et al. Endoscopic management of recurrent tracheoesophageal fistula [J]. J Pediatr Surg, 2008, 43: 238–245.

[70] TZIFA KT, MAXWELL EL, CHAIT P, et al. Endoscopic treatment of congenital H-type and recurrent tracheoesophageal fi stula with electrocautery and histoacryl glue [J]. Int J Pediatr Otorhinolaryngol, 2006, 70: 925–930.

[71] LOPES MF, PIRES J, NOGUERIA BRANDAO A, et al. Endoscopic obliteration of a recurrent tracheoesophageal fi stula with enbucrilate and polidocanol in a child [J]. Surg Endosc, 2003, 17: 657.

[72] GHANDOUR KE, SPITZ L, BRERETON RJ, et al. Recurrent tracheo-oesophageal fi stula: experience with 24 patients [J]. J Paediatr Child Health, 1990, 26: 89–91.

[73] DE ALARCON A, RUTTER MJ. Cervical slide tracheoplasty [J]. Arch Otolaryngol Head Neck Surg, 2012, 138: 812–816.

[74] KRAFT S, PATEL S, SYKES K, et al. Practice patterns after tracheotomy in infants younger than 2 years [J]. Arch Otolaryngol Head NeckSurg, 2011, 137: 670–674.

[75] GALLAGHER TQ, HARTNICK CJ. Suprastomal granuloma [J]. Adv Otorhinolaryngol, 2012, 73: 63–65.

[76] KITSKO DJ, CHI DH. Coblation removal of large suprastomal tracheal granulomas [J]. Laryngoscope, 2009; 119: 387–389.

[77] GUPTA A, COTTON RT, RUTTER MJ. Pediatric suprastomal granuloma: management and treatment [J]. Otolaryngol Head Neck Surg, 2004, 131: 21–25.

[78] ROSENFELD RM, STOOL SE. Should granulomas be excised in children with long–term tracheotomy? [J] Arch Otolaryngol Head Neck Surg, 1992, 118: 1323–1327.

[79] GOLDBERG DJ, DODDS K, RYCHIK J. Rare problems associated with the Fontan circulation [J]. Cardiol Young, 2010, 20 Suppl 3: 113–119.

[80] HEALY F, HANNA BD, ZINMAN R. Pulmonary complications of congenital heart disease [J]. Paediatr Respir Rev, 2012, 13: 10–15.

[81] CAIRNS–BAZARIAN AM, CONWAY JR EE, YANKELOWITZ S. Plastic bronchitis: an unusual cause of respiratory distress in children [J]. Pediatr Emerg Care, 1992, 8: 335–337.

[82] NOIZET O, LECLERC F, LETEURTRE S, et al. Plastic bronchitis mimicking foreign body aspiration that needs a specifi c diagnostic procedure [J]. Intensive Care Med, 2003, 29: 329–331.